r JOAL

ONT-DORE

ANGINE SÈCHE

ET

BRIGHTISME

PARIS

J. RUEFF & Cie, ÉDITEURS

106, BOULEVARD SAINT-GERMAIN

—

1902

Ouvrages du même Auteur :

Essai sur les Eaux du Mont-Dore. A. Delahaye, Paris, 1875.
De l'Inhalation. A. Delahaye, Paris, 1876.
De la Pulvérisation. A. Delahaye, Paris, 1877.
Des Hémoptysiques. A. Delahaye, Paris, 1878.
De la Toux et de son Traitement. A. Delahaye, Paris, 1879.
Notice médicale sur la Bourboule. Clermont-Ferrand, 1879.
De la Médication Mont-Dorienne et de ses contre-indications dans le traitement des affections respiratoires. A. Delahaye, Paris, 1880.
De l'Arthritisme et de ses manifestations sur les organes de la respiration. Traitement. Asselin, Paris, 1882.
De la Laryngite syphilitique secondaire. In Rev. de Laryng. Bordeaux, 1881.
Des Lésions du larynx chez les tuberculeux. In Arch. générales de Médecine. Mai-août 1881.
Des Rapports de l'asthme et des polypes muqueux du nez. In Arch. générales de Médecine. Avril-mai 1882.
De l'Angine sèche et de sa valeur séméiologique dans la glycosurie et l'albuminurie. In Rev. mensuelle de Laryng. et d'Otol. Juin-juillet 1882.
De l'Adénopathie bronchique chez les enfants et son traitement. Asselin, Paris, 1883.
Étude sur les fluxions de la muqueuse laryngée. In Revue mensuelle de Laryngologie et d'Otologie. Mars-avril 1884.
Les Maladies des enfants au Mont-Dore. Hyperémie et inflammation de la muqueuse nasale. Catarrhe chronique du nez. Asselin, Paris, 1884.
Catarrhe naso-pharyngien. Catarrhe de l'oreille moyenne. In Arch. d'Hydrologie. Mai 1885.
Angine catarrhale chronique. Pharyngite glanduleuse.
Amygdalite chronique. In Arch. d'Hydrologie. Avril-juin-août 1886.
De l'Orchite et de l'Ovarite amygdaliennes. In Arch. générales de Médecine. Mai-juin 1886.
Le Vertige nasal. Société française de Laryngologie, 1887.
De l'Épistaxis génitale. In Rev. mensuelle de Laryngologie. Février-mars 1888.
Des Céphalées de croissance. Société française de Laryngologie, 1888.
Étude étiologique sur l'œsophagisme. In Revue mensuelle de Laryngologie. Avril-mai 1889.
Sur certains phénomènes de la ménopause d'origine génito-nasale. In Congrès international de Laryngologie. Paris, 1889.
Recherches spirométriques dans les affections nasales. Revue d'Otologie et de Laryngologie. Mai-juin 1890.
Spasmes œsophagiens dus à l'hypertrophie de la quatrième amygdale. Société de Laryngologie. Mai 1890.
De l'Asthme ganglionnaire. In Archives générales de Médecine. Avril 1891.
Du Mécanisme de la respiration chez les chanteurs. Revue de Laryngologie. Avril-mai 1892.
Fièvre amygdalienne et Purpura. Société française de Laryngologie, 1892.
Hémorragies de l'amygdale linguale et Hémoptysies. Société française de Laryngologie, 1893.
Des Odeurs et de leur influence sur la voix. Revue de Laryngologie. Février-mars 1894.
Réflexes amygdaliens. Société française de Laryngologie, 1894.
Recherches pathogéniques sur le rhume des foins. Revue de Laryngologie, 1895.
Deux cas d'anosmie guérie par des douches d'acide carbonique. Société française de Laryngologie, 1895.
Congestions laryngées d'origine nasale. Revue de Laryngologie, 1896.
Aphonie d'origine olfactive. Société française de Laryngologie, 1896.
Epistaxis dues aux odeurs. Société française de Laryngologie, 1897.
Du Classement des voix. Revue de Laryngologie. Avril 1898.
Urticaire et Odeurs. Société française de Laryngologie, 1899.
Du Gaz carbonique dans les affections nasales. Revue de Laryngologie. Mai 1900.
Vertiges et Odeurs. Revue de Laryngologie. Mai 1901.

DE LA RESPIRATION DANS LE CHANT

1 vol. in-18. — J. Rueff et Cie, éditeurs, 1894.

LE MÊME : **On Respiration in Singing**

Traduction de NORRIS WOLFENDEN. — Londres, F.-J. Rebmann, éditeur, 1895.

ANGINE SÈCHE ET BRIGHTISME

ANGINE SÈCHE ET BRIGHTISME

Par le Dr JOAL, du Mont-Dore.

A l'heure actuelle, il n'est plus un praticien à qui la notion du début souvent insidieux du diabète sucré ne soit familière. Dans la plupart des cas, les symptômes de première valeur, boulimie, polydipsie, polyurie et amaigrissement, font entièrement défaut, et l'attention du médecin n'est attirée que par des phénomènes d'ordre secondaire, qui ont une importance séméiologique moins grande, mais dont la constatation doit néanmoins conduire à la recherche du sucre dans les urines.

Ces signes, véritables indices révélateurs, suivant l'expression de Jaccoud, sont assez nombreux ; ils consistent dans l'état poisseux du linge, les taches blanchâtres du pantalon, l'insomnie causée par le besoin incessant d'uriner, les démangeaisons des parties génitales, la rougeur du méat urinaire, l'inflammation du gland et du prépuce, l'odeur de chloroforme de l'haleine, la sécheresse de la bouche, la carie précoce des dents, le mauvais état des gencives, les furoncles, les anthrax, les gangrènes spontanées, l'impuissance génitale, l'affaiblissement de la vue, les dyspepsies rebelles, enfin certains troubles de la motilité et de la sensibilité, paralysies, névralgies, sentiment de faiblesse extrême.

A cette liste de symptômes révélateurs nous avons proposé, il y a vingt ans, d'ajouter l'angine sèche.

Dans un travail publié par cette même *Revue de laryngologie et d'otologie* (juin-juillet 1882) nous rapportions neuf observations de malades chez lesquels une pharyngite sèche nous avait fait soupçonner et constater du sucre dans les urines alors que ces sujets ne présentaient aucun des phénomènes qui font partie du cortège symptomatique habituel du diabète.

Depuis cette époque, nous avons observé de nombreux faits semblables, et de notre longue expérience il résulte que nous pouvons être plus affirmatif, pour conclure que la sécheresse du pharynx mérite d'être prise en sérieuse considération dans le diagnostic précoce du diabète sucré. Aujourd'hui, nous soutenons sans aucune hésitation que la valeur séméiologique de l'angine sèche égale celle de l'anthrax, de la balanite, de l'impuissance génitale.

Dans ce travail de 1882, nous déclarions avoir entrepris nos recherches sur les conseils de notre maître, Ch. Fauvel, qui nous avait indiqué les relations de la pharyngite sèche et du diabète. Il n'en est plus de même, comme cela a été écrit, pour les rapports de l'angine et de l'albuminurie; sur ce point nous avons fait œuvre entièrement personnelle. Nous avons, du reste, précisé comment nous étions arrivé à étudier cette seconde question.

Un homme, âgé de trente-cinq ans, était venu en 1881 accompagner sa femme au Mont-Dore. Il avait toutes les apparences extérieures de la santé la plus parfaite, se plaignant seulement d'une petite toux sans expectoration qu'il attribuait à l'usage du tabac. A l'examen de la gorge, nous voyons que la paroi postérieure du pharynx est le siège d'une sécheresse assez marquée. Nous faisons analyser l'urine du malade, pensant qu'elle contient du sucre, mais à notre grand étonnement on constate qu'elle renferme 4 grammes et demi d'albumine par litre. A son passage à Paris le sujet consulte les Drs Legroux et Landouzy qui diagnostiquent une néphrite interstitielle; on trouve encore dans l'urine 4 grammes d'albumine rétractile par litre.

Cette observation était suivie de deux autres faits dans lesquels la présence du symptôme pharyngé avait permis de découvrir une albuminurie qui nous eût échappé, si nous n'avions tenu compte de l'état local de la gorge. Enfin, nous citions un quatrième cas analogue qui nous avait été communiqué par le Dr Poyet.

Nous terminions notre mémoire par les conclusions suivantes : Chez les malades atteints d'angine sèche, les urines doivent être examinées en vue de l'albumine. Cette pharyngite n'a pas de caractères objectifs particuliers, elle se montre sous toutes les formes que revêtent les différentes variétés d'angine sèche. Cet aspect de la paroi pharyngée doit être attribué à un travail atrophique qui se fait dans les éléments anatomiques de la muqueuse ; cette atrophie se produit par suite de l'état morbide général, elle est due à la déchéance de l'organisme, à un vice de la nutrition, à un défaut de vitalité des tissus.

Nous croyons donc avoir été le premier à signaler les rapports de l'angine sèche et de l'albuminurie.

Depuis 1882, plusieurs auteurs, Ruault et Garel entre autres, se sont occupés des troubles pharyngés dans le mal de Bright ; il est bon de reproduire ici ce que chacun d'eux pense de l'angine sèche.

Löri (*Die durch anderweitige Erkrankungen bedingten Verunderungen des Rachens,* 1885) écrit : « Dans les maladies rénales suivantes, néphrite aiguë chronique, parenchymateuse ou interstitielle, néphrite scarlatineuse, dégénérescence amyloïde des reins, tuberculose rénale, j'ai noté souvent des manifestations bucco-pharyngées, aussi bien comme premier symptôme observé par le malade ou le médecin que dans le cours ultérieur de la maladie. Ces symptômes consistent en anémie, hyperémie, *atrophie,* œdème. Lorsque ces symptômes sont très accusés, c'est pour nous un signe qui nous force à examiner très minutieusement nos malades. »

Löri ajoute : « L'atrophie de la muqueuse du pharynx et du larynx ne s'observe que dans les formes chroniques du mal de Bright ; elle n'apparaît que dans la période avancée de la maladie; l'atrophie de la muqueuse pharyngée connue sous le nom d'angine sèche est beaucoup plus fréquente que la laryngite sèche. »

Ruault, en 1892, dans sa remarquable monographie, *Les Maladies du pharynx et de ses annexes* (*Traité de médecine* de Bouchard et Brissaud) s'exprime ainsi : « Joal a eu le mérite d'insister sur la valeur séméiologique de certaines angines sèches, au double point de vue du diabète et du mal de Bright. Or, je n'en suis plus aujourd'hui à compter les diabétiques ignorés dont l'état de la gorge m'a permis de songer à la possibilité de la glycosurie, avant même que celui de la langue et des gencives n'ait accru mes soupçons, dont l'examen des urines confirmait ensuite la justesse.

» J'en dirai presque autant du mal de Bright. J'ai même observé, à plusieurs reprises différentes, des faits qui m'ont donné ensuite la possibilité de prédire un certain nombre de fois, et plusieurs mois à l'avance, l'apparition de la néphrite interstitielle chez des malades ne présentant, au moment où je les voyais, que des signes encore vagues d'artério-sclérose et d'hypertension artérielle, mais souffrant d'une variété un peu spéciale de pharyngite sèche sur laquelle je reviendrai plus tard. Plus d'un médecin, dont l'autorité unanimement reconnue rendrait l'assertion indiscutable, M. Tapret entre autres, pourrait témoigner aujourd'hui, pour s'en être convaincu sur plusieurs de ses propres malades, de l'importance de ce signe pronostique sur lequel je crois être le premier à appeler l'attention. »

A un autre chapitre, après avoir fait remarquer qu'en l'absence de troubles sécrétoires naso-pharyngiens suffisants pour expliquer la sécheresse de la gorge, la présence de ce symptôme doit faire penser à une maladie générale, Ruault écrit encore :

« Si la gorge est de couleur rouge sombre, si le voile est épaissi et si, en même temps que la gorge, la bouche est sèche, on songera au diabète. Si celui-ci manque, on trouvera parfois des urines albumineuses. Il pourra arriver au médecin de faire la même constatation sans que la sécheresse buccale accompagne celle du fond de la gorge.

» Ces pharyngites sèches des brightiques sont d'une extrême ténacité. En 1888 et 1889, j'ai eu l'occasion d'observer toute une série de cas de ce genre, et, parmi eux, trois femmes chez lesquelles l'albuminurie n'a apparu qu'assez longtemps après la sécheresse du pharynx. Je n'ai jamais pu obtenir, à l'aide des médicaments topiques de résultats durables. »

Garel, en 1894, lit au Congrès général de médecine de Lyon une note intéressante : *Sur une forme de pharyngite permettant de reconnaître le diabète ou l'albuminurie.*

« En nous basant, dit-il, sur le travail de Joal et sur nos propres recherches, nous admettons, comme Löri, qu'il existe deux sortes de manifestations pharyngées d'origine glycosurique ou albuminurique. Une première forme, celle sur laquelle nous voulons appeler l'attention, c'est la forme hyperémique avec catarrhe plus ou moins marqué. La seconde forme est la forme sèche décrite par Joal.

» Ces deux sortes de manifestations nous paraissent être les deux étapes d'un même processus. La forme hyperémique, première en date, surviendrait avant la forme sèche qui, elle, appartiendrait à un stade plus avancé. Néanmoins, l'une et l'autre pouvant être le premier indice révélateur des deux affections que nous avons signalées, il est utile pour le praticien de pouvoir les reconnaître le plus tôt possible. »

Cette variété hyperémique, qui est presque pathognomonique et qui dès lors a une valeur diagnostique bien supérieure à celle de la variété sèche, se présente avec des caractères spéciaux réclamant impérieusement l'examen immédiat des urines. Les voici : sensation de gêne dans la gorge au niveau du pharynx, sorte de tiraillement, embarras léger dans la déglutition de la salive, empâtement vers la base de la langue. A l'examen, congestion assez marquée de toute la muqueuse pharyngée, de celle des piliers et du voile du palais. La muqueuse est, en outre, assez tuméfiée parfois pour rendre difficile l'introduction du miroir laryngien. Les malades ont pour la plupart des réflexes excessivement exagérés, la muqueuse paraît d'une très grande sensibilité, elle est également assez fréquemment revêtue d'une couche de mucus plus ou moins abondant et visqueux. Bien entendu, état nettement chronique.

Dans son *Traité des angines glanduleuses* (1898), Lavrand consacre deux chapitres à l'étude des angines du diabète et de l'albuminurie, mais se contente d'exposer les notions déjà acquises.

Sokolowski (*Handbuch der Laryngol.*, de Heymann, 1899) formule ainsi son opinion : « Chez les malades atteints d'inflammations chroniques des reins, il est rare de ne constater aucune modification de la muqueuse pharyngée. Dans la néphrite interstitielle, affection due surtout à l'alcool, à l'arthritisme ou à l'artério-sclérose doublée de syphilis, les altérations du pharynx proviennent de tous ces facteurs combinés. Le plus souvent on constate de la pharyngite sèche typique ou bien une rougeur foncée de toutes les parties avec épaississement des arcs palatins et hypertrophie de la luette, en un mot tous les phénomènes observés chez les arthritiques. Enfin, dans quelques cas on constate de l'hyperesthésie de toute la muqueuse du pharynx. Parmi les sensations subjectives, nous citerons la sécheresse et la difficulté de la déglutition. Quelques malades ne se plaignent pas de la gorge. »

Mais Sokolowski ajoute que ces différentes manifestations n'ont rien de caractéristique et que dans le cours d'une affection rénale il n'existe aucun signe pathognomonique du côté du pharynx; il estime que le diagnostic ne peut se faire à l'aide des symptômes pharyngés, alors que nous possédons du côté des autres organes, du cœur, par exemple, des éléments cliniques qui nous mettent avec une sûreté absolue sur la trace de la maladie.

Cet exposé bibliographique établit que nos propositions de 1882 concernant les rapports de l'angine sèche et de l'albuminurie ont été contrôlées et acceptées par les auteurs précédents. Mais les médecins allemands disent avoir surtout observé la sécheresse de la gorge dans la période avancée du mal de Bright, tandis que nos confrères français en font aussi un signe du début. Garel, il est vrai, attache plus de prix à la forme hyperémique qu'il a décrite, il n'en considère pas moins la forme sèche comme un indice révélateur. Quant à Ruault, il regarde cette dernière comme un signe de la première heure, qui précède parfois l'apparition de l'albumine dans l'urine. De ces différentes opinions, il résulte que la pharyngite sèche se montre à toutes les phases de la néphrite interstitielle.

C'est aussi notre manière de voir. Après la publication du mémoire de Löri, nous avons fait des recherches dans les services de nos maîtres des hôpitaux de Paris et de l'Hôtel-Dieu de Clermont-Ferrand, et avons plusieurs fois constaté la pharyngite sèche chez des brightiques avérés, avec de l'œdème de la face et des membres inférieurs, avec de l'ascite, malades présentant déjà de graves complications cardiaques, hépatiques, pulmonaires, cérébrales.

A cette époque, dans les consultations externes des hôpitaux, nous avons également eu l'occasion de rencontrer l'angine sèche chez des sujets qui venaient réclamer des soins pour de fortes palpitations, de l'essoufflement, des accidents broncho-pulmonaires, des troubles gastriques ou gastro-intestinaux. Un bruit de galop, une céphalée persistante, des épistaxis répétées, des vomissements ou des diarrhées rebelles suffisaient pour exiger l'analyse des urines et amener la découverte de l'albumine.

Enfin, c'est surtout dans notre clientèle du Mont-Dore, et autrefois dans les cliniques de nos maîtres et amis Ch. Fauvel,

Cadier et Poyet qu'il nous a été donné d'apprécier la valeur de la pharyngite sèche comme signe révélateur chez des personnes se plaignant seulement de la gorge, du larynx, du nez, ou bien chez des malades qui avaient été envoyés aux Eaux comme atteints d'asthme essentiel, de catarrhe bronchique, d'emphysème pulmonaire. Dans un nombre de cas qui n'est certainement pas inférieur à soixante, l'examen du pharynx nous a permis de reconnaître un mal de Bright, qui jusqu'alors n'avait pas été soupçonné.

Nous demandons donc que l'angine sèche soit rangée parmi les *petits accidents du brightisme*, nom sous lequel le professeur Dieulafoy groupe des symptômes en apparence peu importants, qui marquent souvent la période initiale de la maladie et qui peuvent l'accompagner dans toutes ses phases. Ce sont : la pollakiurie, la polyurie, les maux de tête, les épistaxis matutinales, les palpitations, l'essoufflement, les douleurs lombaires, les bourdonnements d'oreilles, l'affaiblissement de l'ouïe, les vertiges, les troubles visuels, les démangeaisons, la sensation du doigt mort, la cryestésie, les crampes au mollet, les secousses électriques, la tension de la temporale, la diminution de l'odorat et du goût.

Nous savons tous, aujourd'hui, que dans sa forme la plus habituelle, la maladie de Bright a un début lent et insidieux; pendant un temps plus ou moins long, le sujet peut n'éprouver que quelques-uns des symptômes précédents qui, isolés, semblent insignifiants, mais dont la coïncidence doit éveiller l'attention du médecin et éviter les erreurs de diagnostic. Dans bien des cas la néphrite interstitielle évolue déjà depuis des mois, l'individu se trouve dans un état intermédiaire entre la santé et la maladie, lorsque surviennent les épisodes aigus, lorsqu'éclatent les orages urémiques.

Jetons, du reste, les yeux sur le tableau, saisissant de réalité, tracé par Dieulafoy dans son *Manuel de pathologie interne*. « Les petits accidents du brightisme apparaissent dans la première période de la maladie de Bright chez des gens qui n'ont pas encore eu les grands accidents brightiques et qui ne les auront peut-être jamais. Fréquemment aussi, ils accompagnent la maladie pendant toute son évolution. On les méconnaît faute de les rechercher. J'ai la conviction qu'un grand nombre d'individus à peu près sains en apparence sont entachés de brightisme.

» Que de goutteux ayant ou n'ayant pas eu de coliques néphrétiques, ayant ou n'ayant pas d'albuminurie, ont pendant longtemps les petits accidents du brightisme, en attendant que se montrent (trop souvent) les grands accidents de l'urémie! Que de syphilitiques atteints de symptômes qu'on met sur le compte de la syphilis et qui n'ont autre chose que les accidents du syphilo-brightisme, prélude d'accidents beaucoup plus graves, si ces malades ne sont pas suffisamment traités! Que de gens ayant eu une maladie infectieuse, fièvre typhoïde, pneumonie, scarlatine, surtout la scarlatine, et chez lesquels les symptômes du brightisme évoluent insidieusement, avec rémission, pendant des mois et des années jusqu'au jour où, faute de traitement, éclateront les grands accidents de la maladie de Bright! Que de femmes paraissant atteintes d'anémie ou de chloro-anémie, au teint pâle et verdâtre, présentant de la céphalée, de l'essoufflement, des battements de cœur, etc., passent pour des chlorotiques et sont atteintes en réalité de chloro-brightisme! Je répète donc que dans bien des circonstances, c'est par la connaissance des petits accidents du brightisme, avec ou sans tension artérielle et bruit de galop qu'on arrivera à formuler le diagnostic de maladie de Bright en évolution. »

Nous avons tenu à reproduire ces lignes pour bien faire ressortir le développement insidieux et fruste de certaines néphrites chroniques, et pour mettre en lumière la grande utilité des signes révélateurs parmi lesquels nous plaçons en très bon rang l'angine sèche. Nous attribuons à cette pharyngite une valeur séméiologique égale, sinon supérieure, à celle des maux de tête, envies fréquentes d'uriner, épistaxis, palpitations, crampes des mollets, secousses électriques, troubles auditifs et visuels, sensation de doigt mort, cryesthésie, symptômes que l'on rencontre dans bien des états morbides étrangers au brightisme.

Bien plus, comme Ruault l'a constaté, nous avons observé l'angine sèche au début de la maladie, alors que les urines ne contenaient pas encore d'albumine et que les autres accidents étaient peu accusés. Voici, du reste, des exemples de ce genre.

Observation I. — X... est un artiste lyrique qui s'est toujours mis à notre disposition pour nos recherches spirométriques, et dont nous avons souvent examiné le nez, la gorge et le larynx sans avoir d'abord constaté rien autre que des poussées laryngo-pharyngées dues à une rhinite hypertrophique gauche avec épaississement de la cloison.

Ce malade vient au Mont-Dore en 1893, alors que nous ne l'avons pas vu depuis plus d'une année qu'il a passée dans le Midi et à la campagne.

Il est âgé de trente-neuf ans. Tempérament arthritique et en même temps très nerveux. Obésité précoce qui l'a fait dispenser du service militaire. Migraines, hémorroïdes, calvitie. Il est gros mangeur, sans faire d'excès alcooliques. A eu la syphilis, et suit à chaque printemps un traitement à l'iodure de potassium et aux pilules de proto-iodure.

Depuis un certain temps, il a perdu une partie de ses moyens vocaux, il a plus de peine à donner les notes élevées, il ne peut, sans respirer, chanter les phrases un peu longues, il ne peut tenir les sons aussi longtemps.

L'hiver dernier, en février, il a été atteint d'une congestion pulmonaire double qui a nécessité l'emploi de trois séries de ventouses scarifiées. Depuis lors, il est essoufflé par la marche et le moindre effort.

La nuit il a des quintes de toux qui amènent de l'étouffement, et l'obligent à s'asseoir sur le bord de son lit; le matin il expectore des mucosités jaunâtres peu abondantes.

Il se plaint également de pesanteur à l'estomac, ses digestions sont laborieuses, il est pris de somnolence à la fin du repas. Douleur entre les épaules, sensation de constriction au cou, phénomènes qui disparaissent par le renvoi de gaz abondants.

A l'auscultation et à la percussion des organes pulmonaires, signes d'emphysème et rales humides fins à la base du poumon droit. Du côté du cœur, pas d'hypertrophie manifeste, mais léger souffle au premier temps à l'orifice aortique.

Bien que le malade ne soit plus préoccupé de sa gorge et que les anciennes localisations paresthésiques aient disparu, nous voulons examiner les cordes vocales, et sommes frappé de l'état de sécheresse que présente la paroi postérieure de l'oro-pharynx, qui autrefois était humide et congestionnée La muqueuse nous apparait décolorée, d'un gris mat, non humectée; des granulations préexistantes ont diminué de volume. Même travail atrophique ayant porté sur des capillaires autrefois dilatés. Pas d'aspect luisant, aucun enduit vernissé. Les piliers sont amincis, les amygdales palatines réduites, la cavité pharyngo-buccale semble plus spacieuse.

Aucune lésion nasale à signaler. Pas de sinusite; pas d'ozène, la perméabilité de la fosse nasale gauche du malade est rétablie grâce à un traitement approprié de son ami le Dr Poyet.

Dans le naso-pharynx, pas d'hypertrophie glandulaire, pas de sécrétion muco-purulente, pas de croûtes.

Pas de modifications sensibles du côté du larynx.

Nous pensons alors au diabète ou à l'albuminurie. Nous faisons examiner les urines, qui ne contiennent ni sucre ni albumine.

Nous l'interrogeons minutieusement au point de vue des signes révélateurs de ces deux affections, et ne notons que de la polyurie, de la pollakiurie et de l'impuissance génitale.

Le malade passe son hiver dans le Midi; à son retour à Paris, il consulte le professeur Bouchard, qui diagnostique une néphrite chronique. Les urines contiennent trois grammes d'albumine par jour, et des cylindres granuleux. Bruit de galop, hypertension artérielle, hypertrophie cardiaque, œdème malléolaire.

Le malade a succombé neuf mois après, avec infiltration des membres inférieurs et du scrotum, épanchement des cavités abdominale et pleurale.

Obs. II. — X... est un homme de quarante-huit ans que veut bien nous montrer, en mai 1897, M. le Dr Cadier, qui a l'intention de nous l'envoyer au Mont-Dore.

Arthritisme accusé, par hérédité. Très nerveux. A eu des migraines et de la névralgie faciale, a été chauve de bonne heure, gravelle, coliques hépatiques et hémorroïdes.

A l'âge de trente-deux ans, a eu une néphrite aiguë par refroidissement, et depuis cette époque l'examen des urines souvent répété n'a jamais révélé la moindre trace d'albumine.

En 1894, a déjà reçu les soins du Dr Cadier pour une pharyngo-laryngite à forme congestive due surtout à l'usage excessif de la cigarette. Depuis qu'il a cessé de fumer, il ne souffre plus de la gorge, il n'a plus d'enrouement.

Au début de l'hiver il a été atteint, en Angleterre, d'une bronchite qui l'a tenu trois semaines au lit et à la chambre. Depuis, il tousse et crache; la toux est parfois quinteuse et très pénible.

La nuit, le malade éprouve des accès d'étouffement qui ont tous les caractères des crises d'asthme, se montrant entre minuit et une heure du matin, et se terminant par l'expulsion de quelques mucosités filantes. Ces crises reviennent irrégulièrement quatre à cinq fois par mois et quelquefois se développent deux ou trois nuits de suite, l'emploi des poudres de Cléry et d'Escoufflaire soulage le malade. Détail à noter, les accès dyspnéiques ne sont pas précédés d'éternuements; leur retour est manifestement influencé par les écarts de régime, les soirées en ville et au théâtre.

A l'auscultation et à la percussion, signes d'emphysème peu accentué, quelques râles humides aux deux bases.

X... se plaint également d'être oppressé depuis quelque temps après le moindre effort. Il ne peut plus faire d'escrime. Mais au cœur rien d'anormal, pas de souffle, pas de bruit de galop. C'est du reste l'avis du professeur Potain, qui a été récemment appelé en consultation.

A l'examen de la gorge on constate un peu de sécheresse et de décoloration, phénomènes sur lesquels le Dr Cadier attire notre attention, en insistant sur l'état antérieur humide et congestif. Il se produit de ce côté-là un travail atrophique.

Aucun symptôme objectif ni subjectif de rhinite hypertrophique, de sinusite, d'ozène, de catarrhe naso-pharyngien. L'inspection des fosses nasales et de l'arrière-cavité a été faite avec le plus grand soin.

Les urines ayant été analysées les jours derniers, et ne renfermant ni sucre ni albumine, mais seulement des urates en excès, il n'y a pas à songer au diabète ou à la néphrite chronique.

Le malade vient au Mont-Dore en août; son état de santé a été beaucoup amélioré par le régime lacté. Depuis un mois et demi, il n'a plus eu de crises d'oppression; il est moins essoufflé à la marche. Mais nous constatons que la sécheresse de la gorge est bien plus prononcée; l'apparence grisâtre, mate, sans la moindre lubréfaction, est caractéristique. La sécheresse a gagné le naso-pharynx et la région aryténoïdienne. Pas de croûtes, pas d'enduit vernissé.

Les urines sont encore examinées : aucune trace de sucre ni d'albumine ; 28 grammes d'urée dans les vingt-quatre heures.

Comme petits accidents du brightisme, nous trouvons des épistaxis, deux ou trois émissions d'urine la nuit et des palpitations.

Le malade passe son hiver en Algérie, son état s'est aggravé. En avril 1898, à son retour à Paris, il est atteint d'œdème pulmonaire contre lequel le professeur Potain ordonne une saignée. Les urines contiennent alors de fortes proportions d'albumine.

Le diagnostic de néphrite interstitielle est nettement établi.

Le malade a succombé, en 1900, d'urémie cérébrale à forme comateuse, après avoir présenté de l'œdème des membres inférieurs, d'abondantes hémorragies intestinales ainsi que des complications cardiaque et hépatique.

Obs. III. — X..., âgé de quarante-trois ans, est avocat dans une petite ville de Normandie. Tempérament arthritique; son père était asthmatique, sa mère est diabétique. Gros mangeur, grand buveur et fumeur de pipe invétéré. Il est obèse, avec un teint subictérique, a eu de la congestion du foie, a fait plusieurs saisons à Vichy. Gravelle, hémorroïdes.

Il nous est envoyé au Mont-Dore, en juillet 1898, comme atteint de pharyngo-laryngite chronique. Enrouement ordinaire, parfois même aphonie complète après des excès vocaux. Petites quintes de toux habituellement sèche pendant le jour, rejet de quelques mucosités grisâtres le matin.

En dehors de ces symptômes, X... présente toutes les apparences extérieures d'une bonne santé, et ne prend aucun soin de sa personne. Il se plaint cependant de palpitations et d'essoufflement à la marche, mais il est fixé sur l'origine de ces phénomènes et les rattache à la graisse qui enveloppe son cœur.

Disons de suite qu'avec le miroir laryngien nous apercevons sur les cordes vocales deux petits nodules symétriques qui provoquent les altérations de la voix, et aussi du gonflement et de la rougeur à la région aryténoïdienne.

Nous sommes plus frappé de l'état de sécheresse marquée que nous constatons sur la paroi pharyngée postérieure qui est grisâtre, dépolie, chagrinée, avec des petites granulations et des sillons surtout dans le sens longitudinal.

Cet aspect du fond de la gorge contraste singulièrement avec la coloration accentuée du voile de la luette et des piliers. Les amygdales sont peu volumineuses, pas de sécheresse de la bouche.

Dans le naso-pharynx pas de croûtes noirâtres, pas de muco-pus, la muqueuse est plutôt sèche et décolorée à la voûte. Rien du côté des fosses nasales si ce n'est un peu de catarrhe hypertrophique.

Nous faisons examiner les urines du malade, elles ne contiennent ni sucre ni albumine.

Rien d'anormal à l'auscultation de l'appareil broncho-pulmonaire. Pas de souffle au cœur, pas de bruit de galop même après la marche.

Comme signes révélateurs, nous notons la sensation de doigt mort, la distension de l'artère temporale, la polyurie, la pollakiurie, quelques épistaxis.

Après la cure thermale, nous recommandons au malade la suppression de toute boisson alcoolique, l'usage d'un régime lacté mixte, et lui conseillons de faire examiner ses urines chaque mois. Son médecin, à qui nous faisons part de nos craintes, ne partage pas notre manière de voir.

En mai 1898, X..., dont l'oppression a beaucoup augmenté, dont les palpitations sont plus fréquentes et plus violentes, est pris d'une forte crise d'angine de poitrine. Ses chevilles et le bas des jambes sont œdématiées, les urines contiennent de l'albumine.

Le malade vient à Paris. Le professeur Debove porte le diagnostic de néphrite interstitielle. Cinq grammes d'albumine, débris épithéliaux et cylindres dans l'urine. Cinq mois après nous recevions le faire-part de son décès.

Obs. IV. — Mme X..., est une dame anglaise âgée de quarante-cinq ans, qui, en juillet 1899, nous conduit son fils atteint d'asthme nasal.

Cette personne, qui paraît jouir d'une bonne santé et qui ne suit pas le traitement thermal, vient un jour nous demander de lui enlever une arête de poisson qui s'est implantée dans sa gorge. L'extraction est facilement faite.

Mais, pendant notre examen, nous avons été frappé de la sécheresse que présentait la paroi postérieure du pharynx, qui est mate, sans éclat, sans aucune apparence de lubrifaction; la muqueuse est encore rouge à ce niveau-là, mais sa coloration est bien moins prononcée que celle de la luette et des piliers.

La malade nous dit qu'elle a longtemps souffert de la gorge, qu'elle toussait le jour et graillonnait surtout le matin; ces symptômes ont disparu d'eux-mêmes sans aucune médication, et maintenant, depuis un an environ, la bouche est sèche et pâteuse au réveil; le sujet en se levant avale un verre d'eau.

Pas d'hypertrophie glandulaire, pas de muco-pus, pas de croûtes dans le naso-pharynx, que l'on explore facilement.

Grande perméabilité des fosses nasales. La malade se mouche rarement.

Mme X... est une femme énergique, qui dirige une maison de commerce, et est peu soucieuse de sa santé. Elle nous dit cependant que, depuis quelque temps, elle est moins active, que parfois elle se sent prise d'une grande lassitude. Migraines, insomnies assez fréquentes, gravelle, varices. Tempérament neuro-arthritique. Scarlatine à l'âge de douze ans, fièvre typhoïde à dix-neuf ans. A eu six enfants, sans aucun accident dans le cours de ses grossesses.

Aucun signe révélateur du diabète ou de l'albuminurie. Rien au cœur, aucun phénomène d'artério-sclérose.

Les urines sont analysées; elles ne renferment ni sucre ni albumine, elles sont chargées en urates.

Cette malade revient avec son fils au Mont-Dore, en août 1901. Nous la trouvons vieillie et cassée, son visage est d'une pâleur extrême. Elle nous dit qu'elle est très anémiée depuis une maladie d'estomac qu'elle a eue sept mois auparavant, avec violentes douleurs au point xiphoïdien, vomissements répétés et légère hématémèse.

La sécheresse de la gorge est plus accusée, la paroi postérieure du pharynx est devenue grisâtre et plissée.

Dans les urines qui sont claires et peu abondantes, par la chaleur et l'acide azotique on obtient un fort disque d'albumine.

Gêne précordiale, palpitations, essoufflement à la marche. Bruit de galop très net à la région ventriculaire. Cœur volumineux. Hypertension artérielle.

Le diagnostic de maladie de Bright nous paraît non douteux.

Obs. V. — X... vient nous consulter à Clermond-Ferrand en décembre 1900, pour de la dureté de l'ouïe due à de la sclérose du tympan.

Ce malade, âgé de quarante-deux ans, voyage pour le commerce des vins et des liqueurs. Il boit des apéritifs, du cognac et fume beaucoup.

Syphilitique, goutteux, a des dépôts tophacés aux mains. Artério-scléreux, signe de la temporale; radiale flexueuse et résistante. Exagération des battements du cœur. Pas de souffle.

Angine sèche. La paroi postérieure du pharynx est d'un rouge pâle; elle est amincie, parcheminée, sans éclat; aucune apparence de sécrétion. Pas de granulations, pas de sillons, pas de veinules.

La muqueuse du naso-pharynx est plus colorée et moins sèche.

Pas d'hypertrophie glandulaire, pas de mucosités épaisses à la voûte ni vers les fossettes de Rosenmüller. Pas de sinusite, pas d'ozène.

Ni sucre ni albumine dans les urines.

Polyurie marquée, pollakiurie. Maux de reins, quelques épistaxis, vertiges, affaiblissement de la vue et du sens génital.

Nous revoyons le malade en octobre 1901. Bien que tout l'hiver il ait évité le vin, les liqueurs, et ait bu beaucoup de lait, il a été atteint en mai d'un violent accès de goutte.

Maintenant, il est essoufflé à la marche et monte difficilement les escaliers, il a de fortes palpitations, et est parfois oppressé les nuits.

Hypertrophie cardiaque. Claquement au deuxième bruit à la base. Hypertension artérielle.

S'est aperçu récemment qu'il avait de l'œdème périmalléolaire. Sensation de doigt mort. Épistaxis abondante.

Dans les urines, 2 grammes et demi d'albumine. Quelques tubes granuleux.

Nous connaissons également, mais avec des détails pas suffisants pour que l'observation soit rapportée, le cas d'un excellent confrère et ami que nous avons autrefois examiné avec Wagnier. Polydipsie, polyurie, sensation d'ardeur à la gorge; angine sèche sans aucune lésion nasale ou naso-pharyngienne. Ni sucre ni albumine dans l'urine. Puis troubles cardiaques avec urine encore normale. Plus tard, amaurose albuminurique, et mort par complications urémiques.

Dans l'*Observation XII* de notre travail de 1882, il s'agit aussi d'un sujet présentant une pharyngite sèche bien marquée, avec souffle cardiaque à la base, aux deux temps. L'albuminurie ne fut constatée par le Dr Guillaumet que quelque temps après.

Ces faits, bien que peu nombreux, sont assez probants pour apporter la conviction que dans la néphrite interstitielle, l'angine sèche peut se manifester quelquefois avant l'apparition de l'albumine dans l'urine.

Est-il besoin de faire remarquer que nos malades, en effet, étaient bien atteints du mal de Bright?

Chez eux, il ne pouvait être question de ces albuminuries fonctionnelles intermittentes que Teissier (de Lyon) vient d'étudier, et qu'il groupe en quatre classes : 1° albuminuries des sujets en apparence bien portants; 2° albuminuries cycliques des adolescents; 3° albuminuries gastrique, hépatique, intestinale; 4° albuminuries névro-motrices de l'épilepsie et de la station debout. Les phénomènes dyspnéiques, les troubles cardiaques, hypertrophie ventriculaire, bruit de galop, hypertension artérielle, les œdèmes, les accidents de petite et grande urémie témoignent assez de la nature brightique de l'affection.

D'un autre côté, après la lecture de nos observations, il ne serait pas logique de conclure que nous avons eu affaire à des cas de néphrite interstitielle avec disparition momentanée de l'albuminurie.

Nous n'ignorons pas que Dieulafoy, dans des communications à la Société médicale des hôpitaux (1886) et à l'Académie de médecine (1893), s'est appuyé sur un certain nombre de faits, les uns vérifiés à l'autopsie, pour établir que l'albuminurie pouvait faire défaut, alors que la maladie de Bright était déjà à une période avancée; mais nous avons la persuasion que l'examen attentif des symptômes et de la marche de l'affection chez nos sujets aura plutôt pour conséquence de faire reconnaître que nous avons assisté à la phase initiale, pré-albuminurique de la sclérose rénale dont l'angine sèche a été le signe avant-coureur.

La notion de précocité une fois admise, il est difficile d'accepter la doctrine de Garel, qui veut que la forme hyperémique, qu'il a décrite, et la forme sèche soient les deux étapes d'un même processus : la variété hyperémique première en date survenant avant la variété sèche qui, elle, appartiendrait à un stade ultérieur.

Nous pensons que les deux manifestations pharyngées sont indépendantes et en rien tributaires l'une de l'autre, que l'angine sèche peut se développer primitivement, ou succéder à un état hypertrophique vulgaire se traduisant par les symptômes ordinaires sans présenter l'aspect caractéristique indiqué par Garel.

Nous avons eu occasion d'observer l'angine sèche chez des brightiques qui, antérieurement, n'avaient jamais souffert du côté de la gorge, au tout au moins ne paraissaient pas avoir été atteints précédemment de pharyngite chronique catarrhale ou folliculaire. Mais ces cas sont loin d'être fréquents, c'est plutôt l'exception. Le plus souvent, les malades que l'on connaît déjà vous disent avoir éprouvé pendant de longues années des phénomènes douloureux à la gorge, de la toux, du raclement, expectoration, enrouement; quelques-uns ont même déjà suivi des traitements locaux et généraux pour obtenir la guérison de ces accidents.

Ce sont ordinairement des individus franchement goutteux ou rhumatisants, des syphilitiques ou bien des sujets relevant de la diathèse arthritique et en accusant les attributs : obésité, migraines, fluxions nasales, accès d'asthme, calvitie précoce, varices, hémorroïdes, lithiase rénale, coliques hépatiques, eczéma, urticaire. Parmi ces prédisposés, viennent en première ligne ceux qui font abus du tabac à fumer, des boissons alcooliques, des mets trop épicés; les avocats, les professeurs, les prédicateurs, qui font un usage immodéré de la parole; les chanteurs, qui se fatiguent par surmenage, respiration défectueuse, mauvaise émission ou déclassement de la voix. Ajoutons à ces causes l'action du froid, de l'humidité, des poussières, des vapeurs irritantes, l'insuffisance de perméabilité des voies nasales qui oblige à respirer la bouche ouverte et nous aurons indiqué les principales conditions étiologiques favorisant la formation d'une pharyngite chronique à type humide que la maladie de Bright est susceptible de transformer en pharyngite sèche.

D'abord se montrent des mouvements fluxionnaires légers et passagers, puis paraissent des poussées inflammatoires, espacées, courtes, peu accentuées au début, mais qui ne tardent pas à se succéder plus fréquemment, à avoir une plus longue durée, une plus grande intensité et finissent par rester stationnaires, permanentes et par revêtir le caractère de la chronicité. Un lent travail d'hypertrophie s'est accompli dans les éléments constitutifs de la muqueuse pharyngée.

Sur la paroi postérieure, on découvre de grosses granulations dues à l'augmentation de volume des follicules clos, puis les petites saillies luisantes des glandes mucipares également accrues dans leurs dimensions et dont les secrétions sont devenues plus abondantes. La membrane est largement humectée et présente une coloration d'un rouge plus au moins foncé. Les bourrelets latéraux, ainsi que les piliers postérieurs et antérieurs sont épaissis. La luette est allongée, parfois œdémateuse; le voile du palais est le siège de gonflement et d'injection marquée.

Qu'il survienne alors de grands troubles dans la nutrition générale, de profondes modifications dans la vitalité des tissus, et l'on voit les lésions hypertrophiques céder la place à des altérations d'ordre atrophique. Par le fait du mal de Bright et de la déchéance concomitante de l'organisme, un processus scléreux envahit les follicules clos, les glandes acineuses et le tissu conjonctif de la muqueuse. Les sécrétions sont diminuées ou supprimées ; les parties, d'humides qu'elles étaient, deviennent plus ou moins sèches, suivant le degré du travail atrophique. Les granulations s'affaissent ou même disparaissent complètement. Il en est de même pour la tuméfaction et l'infiltration des parois de la gorge, dont la cavité paraît plus spacieuse.

Le fond du pharynx a un aspect tantôt mat, terne, dépoli si le mucus fait entièrement défaut, tantôt luisant, vernissé si de rares secrétions visqueuses se dessèchent sur place sous l'influence de l'air respiré.

La muqueuse paraît amincie et collée sur les parties profondes; elle est lisse, unie ou bien chagrinée, granuleuse; sa surface inégale, irrégulière, présente parfois des îlots, des rides, des sillons qui se dirigent ordinairement dans le sens longitudinal; on peut voir aussi des petits vaisseaux dilatés formant des réseaux, des lacis. Dans quelques cas il y a encore un peu de rougeur, mais en général la muqueuse est décolorée, grisâtre.

La sécheresse porte sur la totalité de la paroi postérieure de l'oro-pharynx, ou, moins souvent, seulement sur la partie médiane; d'autres fois elle se montre par petites plaques isolées, d'étendue variable; en dehors du naso-pharynx où elle se propage d'ordinaire, la sécheresse n'a pas grande tendance à gagner les régions voisines; nous avons cependant eu l'occasion de la voir s'étendre en bas jusqu'au vestibule du larynx, et en avant dans la cavité buccale. Mais nous avons plus souvent constaté que le travail atrophique restait limité au fond de la gorge, dont la décoloration et l'aplatissement étaient en contraste avec la vive injection et l'épaississement du voile du palais et des piliers antérieurs.

Les brightiques affectés d'angine sèche se plaignent peu de leur gorge; pas de sensations douloureuses, plutôt de la gêne occasionnée par la sécheresse du pharynx, et de là de fréquentes envies de boire. La sensibilité de la muqueuse est diminuée, son excitabilité réflexe est moins facilement mise en jeu.

Il ressort, en somme, de ces symptômes objectifs et subjectifs que la pharyngite chronique dont nous nous occupons ne possède pas de caractères distinctifs qui permettent de la différencier des angines sèches que l'on observe soit dans le cours des autres états dyscrasiques, soit chez les vieillards. Nous ne connaissons, en particulier, aucun phénomène local qui puisse faire penser à l'albuminurie plutôt qu'au diabète sucré.

Par contre, il est presque toujours aisé de saisir l'origine de l'angine sèche consécutive à une affection du naso-pharynx ou des fosses nasales. Dans le cas de catarrhe chronique de l'amygdale pharyngée on voit à la partie supérieure de la paroi postérieure de l'oro-pharynx une bande horizontale d'enduit verdâtre visqueux ou bien une croûte noirâtre assez adhérente à la muqueuse; par la rhinoscopie postérieure on découvre que du muco-pus s'échappe des sillons de la tonsille pharyngienne rouge et mamelonnée. Si l'écoulement purulent provient des fosses nasales, les concrétions sont placées à la partie antérieure du cavum, dans le voisinage des choanes, et non plus au niveau de l'amygdale. L'odeur fétide, les éléments de diagnostic fournis par la rhinoscopie antérieure, et les autres moyens d'investigation en usage montreront s'il s'agit d'un ozène ou d'une sinusite.

Pour conclure, nous recommandons de toujours procéder à l'examen de l'urine, et à la recherche des petits accidents du brightisme, lorsqu'on se trouve en présence d'une angine sèche qui n'est pas sous la dépendance d'une lésion nasale ou naso-pharyngienne. Dans des cas qui, sans être fréquents, sont loin d'être rares, on sera ainsi amené à dépister un mal de Bright à début insidieux. Il peut même arriver que la pharyngite sèche se manifeste avant l'apparition de l'albumine dans l'urine.

Bordeaux. — Impr. G. GOUNOUILHOU rue Guiraude ..

72

www.ingramcontent.com/pod-product-compliance
Ingram Content Group UK Ltd.
Pitfield, Milton Keynes, MK11 3LW, UK
UKHW020442220726
13923UKWH00005B/2288

9 782019 275488